LE
CHOLÉRA

CAUSERIE INTIME

AVEC TOUT LE MONDE

SUR

les causes, la prophylaxie et la guérison des maladies typhiques

PAR

N. BASSET

> A faire de la médecine, on prend en dégoût les médecins ; à voir les médecins, on se dégoûte de la médecine...
>
> (*Pensée d'un anonyme.*)

PARIS

LIBRAIRIE E. DENTU, PALAIS-ROYAL

ET A LA PHARMACIE WUHRLIN

43, RUE TAITBOUT, 43

—

1884

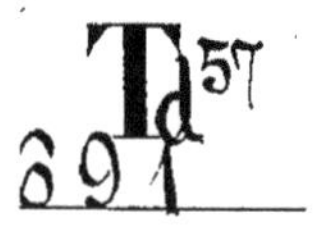

LE CHOLÉRA

LES MYSTÈRES DE LA FOLIE MICROBIQUE

EXPOSÉS EN LANGUE VULGAIRE

Par N. BASSET

Paris. — Imp. E. Capiomont et V. Renault, rue des Poitevins, 6.

LE CHOLÉRA

CAUSERIE INTIME

AVEC TOUT LE MONDE

SUR

les causes, la prophylaxie et la guérison des maladies typhiques

PAR

N. BASSET

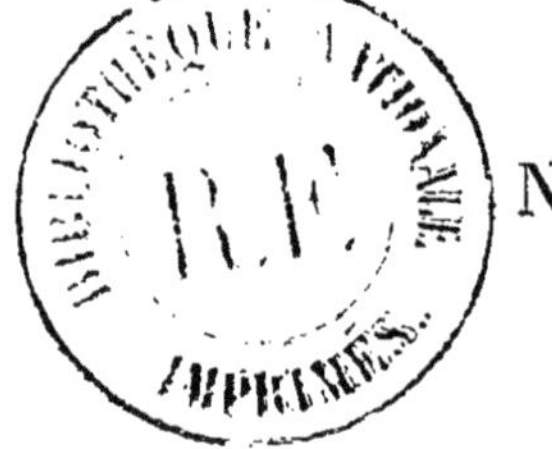

A faire de la médecine, on prend en dégoût les médecins ; à voir les médecins, on se dégoûte de la médecine...

(*Pensée d'un anonyme.*)

A VOL D'OISEAU.
LE CHOLÉRA N'EST PAS CONTAGIEUX ET IL EST BÊTE D'EN AVOIR PEUR.
CAUSES DU CHOLÉRA SUIVANT L'ARÉOPAGE.
LES ABSURDITÉS DE LA THÉORIE DES MICROBES.
UNE PLAISANTERIE GERMANIQUE.
THÉRAPEUTIQUE DE LA FACULTÉ CONTRE LE CHOLÉRA.
C'EST LA FAUTE DU GOUVERNEMENT.
CAUSES RÉELLES DU CHOLÉRA ET DES MALADIES TYPHIQUES. MALPROPRETÉ, POLTRONNERIE.
TRAITEMENT RATIONNEL DU CHOLÉRA.

PARIS

LIBRAIRIE E. DENTU, PALAIS-ROYAL

ET A LA PHARMACIE WUHRLIN

45, RUE TAITBOUT, 45

—

1884

I

A vol d'oiseau.

Ce paragraphe est une préface.

J'avais pourtant juré de n'en plus faire; mais, comme l'animal humain n'est pas parfait, je me laisse entraîner à mes mauvaises habitudes.

Donc, ceci est pour vous dire, lecteur, que la peur du choléra est une sottise, que le choléra n'est pas contagieux, que c'est une maladie aisée à combattre et à guérir quand elle est déclarée, très facile à prévenir avant l'invasion.

Je pourrais m'arrêter là, en vous indiquant tout de suite la marche à suivre; mais je hais la boutique, qu'elle soit à l'enseigne d'un ministère ou d'une faculté, et je méprise les boutiquiers, — j'entends les boutiquiers en politique et en science, — les autres m'intéressant assez peu du reste.

Or, la boutique a décimé la France en 1832. Sans parler de ce qui s'est passé depuis, cette aimable boutique vient de causer la mort de 1,200 personnes à Marseille et il y a bien des victimes ailleurs. Malgré cela, vous allez à la boutique.

Un peu de simple bon sens suffirait à vous faire hésiter; mais vous avez peur pour vous ou les vôtres, vous êtes affolé et vous allez chez le boutiquier...

« Docteur! mon bon docteur! j'ai peur du choléra! que faudra-t-il faire, si je ressens des... coliques? »

Hippocrate se touche le front, ce front ceint des bandelettes de la science pour rire, et vous dit, avec la gravité d'un augure qui compte les grains d'orge dans le gésier d'un coq :

« Prenez de l'acide salicylique !

« Prenez de la papaïne !

« Prenez du laudanum !

« Prenez ceci, cela, autre chose, et venez me revoir ! »

Vous vous écriez, avec la plus profonde conviction, que vous avez peur des microbes de M. Pasteur, des bacilles en virgule de M. Koch ; vous ne savez pas ce que c'est ; Hippocrate n'en sait guère plus que vous, mais cela ne fait rien ; on vous taille un joli petit boniment qui ferait damner tous les queues-rouges de la foire de Neuilly, et vous vous en allez content en vous répétant : « c'est le microbe ! c'est la bacille ! » suivant la théorie préférée de votre Sangrado.

Mais, bon Dieu ! pourquoi diable nous ennuyez-vous à l'heure avec votre amour de la science et de ses grands mots, avec vos prétentions à prendre la susdite par le chignon, si vous êtes aussi naïfs que cela? Et quand je dis le chignon, c'est une manière de parler, car la science est chauve à rendre des points à feu Siraudin : elle ne mérite son nom que lorsqu'elle n'a plus ni poil, ni dent, ni jarret, et vous vous méprenez étrangement, si vous pensez attraper la donzelle par le seul fait d'un décret ou d'un arrêté ministériel.

On ne fait pas encore la chose comme cela. Plus tard, on verra.

En attendant, le choléra se déclare bêtement à Toulon ; il va se promener à Marseille et ailleurs. Très bien ! Que pensez-vous qu'il y ait à faire, au nom du sens commun ? A guérir les patients en employant les meilleures méthodes indiquées par la raison et l'expérience ! Oh ! ne dites pas non ; j'ai entendu la réponse.

Eh bien, ce n'est pas cela du tout et vous avez oublié la boutique.

Voici comment cela se pratique.

Une compagnie possède un stock de vieux goudron ; elle le fait brûler dans les rues des villes dites contaminées, sous le prétexte de les assainir ; en réalité, ladite compagnie se défait avantageusement de son fond de magasin, qu sera payé un jour ou l'autre. Les trafiquants en phénol, acide phénique, chlorure de zinc, sulfate de cuivre, sulfate de fer, etc., font des affaires, et ils offriraient un cierge au diable pour avoir un choléra tous les ans.

Le gouvernement s'émeut, toujours sur le tard, comme les carabiniers de ce pauvre Jacques Offenbach ; il s'adresse à l'Académie de médecine pour avoir des règles et une instruction à suivre ; il s'adresse au conseil supérieur d'hygiène ; il nomme des commissions, des sous-commissions, des délégations... Pauvre gouvernement ! il fait ce qu'il peut, mais il ne peut guère.

Il va même jusqu'à espérer que le père du microbisme se dérangera pour voir de près, au moins une fois, la petite bête qu'il a inventée et qui lui a rapporté des rentes ; mais, cette fois, il se trompe tout à fait, car l'illustre microbiste ne se dérange pas plus qu'un président de république. S'il *benoitonnise*, c'est pour ses affaires, et, tournant le dos à l'Égypte, à Toulon et à Marseille, il court à Copenhague. C'est moins dangereux.

Et pendant tout ce gâchis, on meurt très bien là-bas ! Les Italiens, qui nous infectent de leur vermine, établissent des quarantaines, aussi féroces qu'un stylet des Calabres ; les Espagnols les imitent ; les Anglais s'en mêlent comme de raison ; la Tunisie aussi, l'Algérie pareillement, et ce bon gouvernement français marche sur les mêmes brisées, et en avant les fumigations, les désinfections, les empoisonnements !

Gribouille se jette à l'eau par la peur de la pluie.

Je vous déclare franchement que, en 1884, notre radieuse humanité, portant si haut l'étendard du progrès, se vantant de ses découvertes en science, est tout aussi bête qu'en 1832, lors de la grande visite du monstre asiatique. Elle l'est davantage ; car, alors, on avait le droit d'être surpris et aujourd'hui, après 52 ans d'études et d'observations vraies ou prétendues, on en sait juste un peu moins qu'il y a un demi-siècle.

Rappelez-vous, docteur, qu'en 1832, M. votre père prescrivait déjà tout ce que vous ordonnez aujourd'hui ! Rappelez-vous que le bonhomme en sauvait autant que vous, qui en laissez mourir trois ou quatre sur cinq dans les Bouches-du-Rhône, et déposez votre encensoir. Vous dissertez, opportunément, sur la nature épidémique ou endémique du fléau ; vous élevez des controverses sur l'origine ; vous pérorez sur la contagion ; vous accusez tel ou tel bateau ; vous arguez de telle provenance, et vous oubliez la fable de notre Jean :

« Mon ami, tire-moi du danger ; tu feras après ta harangue ! »

II

Le choléra n'est pas contagieux et il est bête d'en avoir peur.

Une maladie est contagieuse lorsqu'elle peut se communiquer par le *contact* à un *individu sain*. Je ferai voir quand et comment le cholora peut atteindre des gens bien portants *en apparence* et comment l'idée fausse de contagion a pu se répandre. Quant à présent, je me borne à démontrer que le choléra n'est pas contagieux, pas plus, d'ailleurs, que la fièvre typhoïde ou la variole, et je demande la permission de rapporter quelques faits personnels.

Les gens qui ont passé la soixantaine se souviennent des ravages exercés par le choléra en 1832. Pour moi, je me rappelle parfaitement les misères de cette triste époque. J'ai vu, dans mon village natal, des rues dans lesquelles sept ou huit maisons à la suite étaient restées désertes. La mort avait tout fauché. Je vois encore brûler les paillasses, et les polissons jouant autour de ces feux improvisés. Je revois les habitants d'un village voisin, accueillant à coups de fourche les malheureux éperdus de frayeur qui tentaient de fuir vers quelque coin moins dangereux, ou qu'ils croyaient tel ; il me semble encore ressentir l'empestement du chlorure de chaux ; on avait la chance de ne pas connaître alors les propriétés extradésinfectantes de l'acide phénique et d'autres drogues du même genre, mais on laudanisait ferme et les médecins avaient beau jeu pour expérimenter tout ce qui leur trottait par la cervelle.

Les débuts de l'affection, dans la vallée de la Meuse, présentèrent des formes assez vagues et l'invasion proprement dite ne se manifesta avec une certaine violence que dans les premiers jours d'août. A partir de ce moment, par exemple, ce fut quelque chose d'indescriptible.

Voudrait-on me faire savoir, même par le télégraphe, comment il se fait que les médecins, qui se prodiguaient avec un dévouement sans bornes, touchaient, palpaient, auscultaient les malades et les moribonds, sans être eux-mêmes atteints ? Comment les prêtres et gens de charité n'ont présenté que des cas très rares, isolés, malgré un séjour presque continuel dans ce qu'on appellerait aujourd'hui des milieux contaminés, délétères, infectés de microbes !

Est-ce que ces gens-là, médecins ou prêtres, jouissaient d'une immunité particulière ?

Un jour, on apprend, chez le vieux curé qui me bourrait de latin et de grec, qu'une pauvre femme était tombée dans la prairie, à deux kilomètres de tout secours. En route ! nous voilà partis, lui, son neveu et moi, portant des cordiaux et tout ce qu'il avait pensé pouvoir être utile. Nous recrutons un jardinier voisin et sa brouette, et nous arrivons près de la malade qui se tordait dans les crampes. On lui fait avaler je ne sais quoi de la pharmacie du brave homme ; nous la hissons sur la brouette comme nous pouvons ; le curé prend la tête, le jardinier fait le cheval et nous soutenons les bras de la moribonde, qui battaient la mesure le long de son véhicule. Trois heures après, c'était fini.

Or, le curé n'est mort qu'en 1848 ; son neveu vivait encore en 1871, ainsi que le jardinier, et me voilà, derrière mes aucubas, en train de me souvenir du passé, sans escompter l'avenir.

En 1845, à l'hôpital de V... nous avons deux cas de choléra, l'un très bénin, qui se termine par une prompte guérison, l'autre presque foudroyant. On avait cru d'abord à une invagination intestinale, tant le malade éprouvait de douleurs abdominales. Les crampes et la cyanose arrivèrent mettre fin à cette hypothèse, mais le malade fut emporté en quelques heures. Je fis l'autopsie et je n'en suis pas mort.

En 1852, la mairie du 12e arrondissement de Paris chargea quelques jeunes médecins des soins et des secours à porter à domicile. Le quartier de la rue de l'Estrapade, de la rue de Lourcine, de la Montagne-Sainte-Geneviève, de la Cité d'Orléans, etc., ne pouvait pas passer pour un modèle en fait d'aération et d'hygiène et beaucoup s'en souviennent encore. Si le choléra était contagieux, j'aurais dû l'avoir vingt fois.

En voilà bien assez sur mon compte.

Si le choléra est contagieux, pourquoi, dans l'épidémie de 1865 et celle de 1884, les médecins qui voient les malades, les prêtres, les sœurs, les gens d'infirmerie sont-ils indemnes ?

Cette question même est une réponse car elle est la formule la plus vraie de la non-contagion.

Je ferai voir plus loin que l'exception confirme la règle et que, s'il est mort de rares médecins, si quelques religieuses ont succombé, ces accidents sont dus à une cause générale et non pas à la contagion, non pas aux conséquences du contact avec les malades.

Et voilà pourquoi la peur du choléra est absurde, parce
qu'elle n'est nullement justifiée. Cette peur inconsciente et
stupide a produit toutes les sottes mesures, toutes les vexa-
tions dont nous avons été témoins, et elle est la cause des
désastres éprouvés par le commerce méditerranéen. Ajou-
tons à cela que cette peur conduit parfois, souvent, à la
maladie même, et bien insensé serait l'observateur super-
ficiel qui nierait les effets de l'imagination dans l'étiologie
d'un grand nombre d'affections.

Un de mes anciens professeurs me renouvelait hier la
phrase épique de M. Challemel-Lacour disant qu'on faisait
la guerre à la Chine sans la lui faire. « Le choléra est contagieux sans l'être ; il n'est contagieux que pour les gens
qui lui présentent des conditions favorables ; il ne germe
que dans un champ qui lui convient... Le microbe et la
bacille se développent et se multiplient quand ils rencon-
trent des milieux appropriés à leurs besoins. »

Mais, cher maître, nous sommes presque d'accord et je
ne nie pas le microbe, puisque nous sommes faits de microbes ; mais je dis que les modifications de la cellule
microbique, du ferment, sont dues à un état particulier, à
une situation spéciale des individus ; que cet état particulier
détermine la quasi-contagiosité entre ceux qui le présentent,
mais que les autres sont réfractaires, et qu'il est toujours
facile de prévenir cet état, de corriger la situation du milieu, et de détruire la cause de la contagion. J'ajoute que
le médecin n'a pas pour mission de disserter bêtement et
inutilement au chevet du malade, mais de le guérir.

III

Causes du choléra suivant l'aréopage.

Le bon public, celui qui est la chair à expériences de
tant d'inutiles, ne comprendra jamais les insanités, les con-

tradictions, les hypothèses qui peuvent être enfantées par un médecin en délire, quand il s'agit de soutenir un dada favori. C'est pire encore lorsqu'on a quelque opinion adverse à attaquer ou à contredire, et je n'ai compris Molière qu'en lisant certaines discussions médicales.

Or, comme il est de la plus haute importance de connaître la cause d'un effet pour pouvoir supprimer ou modifier cet effet, c'est dans la recherche des causes du choléra que les médecins s'en sont donné à cœur joie. Un beau sujet vraiment que celui à propos duquel on peut soutenir les idées les plus hétéroclites et les plus bizarres sans que les contradicteurs en sachent plus long les uns que les autres ! Un véritable plat de résistance pour les bavards, qui peuvent y prendre pendant des années sans l'épuiser ! Et quelle ample matière à de *belles séances !* Et comme le docteur X. a bien parlé contre le docteur Z. ! Et comme celui-ci a bien rivé les clous au docteur Y. ! Et les cancans, les potins, les racontars, comme on en débite !

En fait, la Faculté de médecine *ignore* les causes du choléra.

D'après l'excellent traité de Grisolle [1], on a invoqué à propos du choléra, toutes les *causes occultes* par lesquelles on a cherché de tout temps à expliquer l'apparition des épidémies, et l'auteur trouve qu'il est inutile de les énumérer. Quelques personnes ont invoqué l'action d'un *principe contagieux.* Cette opinion n'avait guère trouvé de défenseurs en 1832 ; mais en 1849, on a produit un grand nombre de faits favorables à cette doctrine. Cependant il est nécessaire de soumettre ces faits à une enquête sévère, afin de bien en déterminer la valeur, et de ne pas s'exposer à attribuer à la contagion des effets qui tiennent à la *marche irrégulière et capricieuse* de la maladie. Les cas de contagion recueillis dans les foyers épidémiques ont toujours

1. *Path. int.*, t. I, p. 830. 1869.

quelque chose de suspect, parce qu'on ne peut faire la part de la contagion, *si elle existe*, et celle de la constitution épidémique.

C'est pour cette raison que les faits laborieusement recueillis par MM. Briquet et Mignot n'ont et ne peuvent avoir aucune valeur. Les seuls faits probants seraient ceux où la maladie se transporterait du foyer épidémique dans un lieu éloigné non contaminé et se transmettrait des nouveaux arrivants « *tombés aussitôt malades* à ceux qui leur ont donné des soins. » Or des faits de ce genre se sont produits.

En 1853, le département d'Eure-et-Loir était dans un état sanitaire satisfaisant et aucun cas de choléra ne s'y était montré, lorsque des nourrices parties de Paris avec les prodromes du choléra arrivèrent dans l'arrondissement de Nogent-le-Rotrou. L'une meurt dans son village ainsi que son nourrisson ; sa sœur, venue d'un hameau voisin pour la soigner, meurt en quelques jours. Une autre nourrice succombe à Nogent avec son enfant, et trois femmes qui l'assistent sont frappées ; deux le sont mortellement, et le fléau envahit la ville.

Ces faits paraissent d'autant plus graves au docteur Grisolle que « des détachements, des corps d'armée ont propagé la maladie d'étape en étape ; ou, transportés au loin sur des vaisseaux, ils ont, au lieu de débarquement, propagé la maladie, inconnue jusqu'alors dans ces parages. *Il est donc impossible de contester au choléra tout caractère contagieux.* »

Considérant ensuite que la maladie a sévi dans les pays les plus divers, au milieu des conditions hygiéniques les plus opposées, l'auteur pense qu'il est rationnel de *supposer* l'existence d'une *cause spécifique probablement répandue dans l'atmosphère*, mais qu'on ne peut avoir à ce sujet aucune démonstration. L'immunité de Versailles et même celle de Lyon, bien que ces deux villes soient dans des conditions hygiéniques fort différentes, apparaissent au savant pathologiste comme des anomalies inexplicables.

Habituellement, le choléra est précédé de divers états morbides qui règnent épidémiquement, tels que fièvres intermittentes, dyssenteries, diarrhées ou embarras gastriques.

Parmi les *causes prédisposantes*, on a cité l'encombrement, le non renouvellement de l'air, l'habitation des lieux humides, l'âge adulte, le sexe féminin, la misère, les privations, les excès, les travaux rudes, les peines morales. Les *causes occasionnelles* les plus fréquentes ont été les refroidissements, les excès, les indigestions, etc.

Le docteur Grisolle termine son remarquable article par une observation générale sur la nature du choléra asiatique. « On l'a considéré, dit-il, comme une irritation ou une inflammation gastro-intestinale, assertion que l'ouverture des cadavres ne confirme pas. D'autres y ont vu une asphyxie, une fièvre algide, une altération de l'innervation générale ou du grand sympathique, enfin, un empoisonnement. Cette dernière opinion est la plus soutenable... »

D'après MM. Robin et Littré, *il est sûr que le choléra se propage par la voie miasmatique ;* on est obligé d'admettre la contagiosité ; *contagiosité peu intense* sans doute et, dans tous les cas, *subordonnée à la propagation miasmatique.* Les agglomérations d'hommes ont le pouvoir de l'attirer ; il s'attache de préférence aux casernes, aux hôpitaux, aux navires chargés de passagers, aux rues à population entassée, ce qui explique en partie pourquoi les classes pauvres souffrent plus que les classes riches dans les invasions cholériques.

J'avouerai franchement que tout cela ne m'a pas convaincu.

Il y a des contradictions évidentes qu'il faut constater. La cause la plus probable, suivant les savants considérables dont je viens de mentionner les opinions, serait un empoisonnement miasmatique, une cause spécifique *répandue dans l'atmosphère.* Et cependant il y a des localités et des individus qui demeurent indemnes ! Et pourtant, tout le monde respire ; l'air est sans cesse agité et les vents devraient, en vents qui savent leur métier, empoisonner le monde entier. Franchement, il semble qu'on joue de quelque casse-tête chinois et les circonstances semblent y prêter.

Sans vouloir donner de conseil à tant de savants plus ou moins illustres qui ont divagué sur la chose, sans leur dire ce que disait Malgaigne à ses élèves : quand vous entrez dans la chambre d'un malade, voyez d'abord le pot de chambre ! je me permettrai une observation moins zolaïque, mais aussi importante...

Il s'agit d'une maladie intestinale, n'est-il pas vrai ? Appelez-la un empoisonnement miasmatique, faites intervenir l'air, les microbes, les bacilles, ce que vous voudrez. Vous recon‑naissez qu'il y a des individus et des lieux indemnes, et que d'autres sont atteints d'une manière épidémique, dans des conditions qui conduisent à admettre une contagion rela-tive... Pourquoi cherchez-vous dans l'air au lieu de chercher dans l'intestin ? Pourquoi ne pas vous *amuser* à comparer la constitution, l'idiosyncrasie, le tempérament des in-demnes et des ... autres ; leur manière de vivre, au point de vue de l'hygiène générale, de la nourriture, des habi-tudes, des excès ? Cet *amusement* serait plus profitable à la santé publique que le jeu auquel vous vous livrez et qui consiste à retourner les manches de votre veste, brodée ou non, toutes les fois qu'un insensé *de votre coterie* émet une bêtise pharamineuse ?

Je sais bien, parbleu, qu'il n'y a que les imbéciles qui ne changent pas ; mais en matière de science, il faut éviter l'excès de l'esprit. Changez de langue, cela m'est égal ; j'apprendrai votre nouvelle linguistique et je dirai aussi bien que vous diphthérie au lieu de croup ou d'angine couenneuse ; mais laissez les choses et les faits.

A propos de ces revirements, il me revient une assez jolie petite histoire. C'était vers 1858. Dans une visite que je fis à M. Bouchardat, au fond des catacombes de l'ancien Hotel-Dieu, après lui avoir offert un exemplaire de mon livre sur la *Fermentation*, j'eus la surprise de lui entendre traiter d'hérésie l'opinion que j'avais émise au sujet de la cause du choléra, de la fièvre typhoïde, de la syphilis, du cancer, de la rage, etc., laquelle n'était pour moi, et n'est encore qu'un mouvement fermentatif à une période donnée. Cette opinion me surprit un peu, je l'avoue. A quelques années de distance, par compensation, je pus lire, dans l'*annuaire* du célèbre professeur, un article dans lequel il professait l'opinion jugée hérétique et, vraiment, je fus satisfait de ce changement.

Aujourd'hui, d'après une lettre du même M. Bouchardat insérée dans les journaux, il serait devenu microbiste ou bacilliste. A quand une nouvelle conversion sur un nouveau chemin de Damas ?

L'aréopage médical ne sait *rien* sur les affections typhiques, et si quelques brillantes exceptions élèvent la voix pour demander qu'on s'en tienne à la raison, aux faits, à l'expérience, la coterie étouffe leurs observations, parce que, dans ces débats inutiles, la coterie est juge et partie.

IV

Les absurdités de la théorie des microbes.

A bout de ressources et comprenant de moins en moins ce qu'elle aurait dû étudier avec plus de soin, l'École s'est jetée à corps perdu dans les doctrines pastorales. C'est une mode comme celle de l'exagération du pouf dans la toilette féminine, et M. Pasteur fait prime sur le marché de la foire aux sottises. Tout cela est fort beau et je suis ravi de voir qu'il en est résulté, pour ce savant, de belles et bonnes rentes, plus solides que les contes bleus donnés en échange. En fait, les idées de M. Pasteur, au regard des infiniment petits, frisent de très près la démence et sollicitent pour l'auteur une admission dans une maison spéciale, ou bien elles peuvent devenir, dans cinquante ans, le point de départ, non pas d'une découverte, mais d'une généralisation en matière d'inoculation.

La partie importante de la théorie de M. Pasteur remonte à bien des années et ce n'est pas lui, je pense, qui, sous le nom de Jenner, a inventé la vaccine. Ce n'est pas lui non plus qui, sous le pseudonyme d'Auzias Turenne, s'est inoculé la syphilis, pour démontrer que le virus perd de son activité par des inoculations successives. Or, cette inoculation de la variole et de la syphilis représente tout ce qui est discutable et possible dans les rêveries de l'illustre académicien, et cette idée possible, discutable, ne lui appartient pas. Quant aux absurdités des à-côté, on doit avouer que notre célèbre pensionné s'est fait bonne mesure et qu'il a taillé à plein drap.

Le microbe, ce vivant infinitésimal du savant chercheur, est-il ou n'est-il pas?

S'il existe, est-il caractéristique des maladies spéciales?

Qu'y a-t-il de vrai, de possible, dans la fameuse culture préconisée par le prudentissime inventeur?

Avant de répondre à ces questions, qui intéressent tout le monde à propos du choléra, du typhus, de la rage et des autres affections qu'on attribue à des virus, il est bon de déblayer le terrain en faisant un peu d'histoire rétrospective.

Il fut un temps où M. Pasteur jugea à propos de s'occuper du ferment et des fermentations, choses auxquelles, du reste, il s'entendait à peu près comme un poisson s'entend à greffer des rosiers ; mais la queue du chien d'Alcibiade

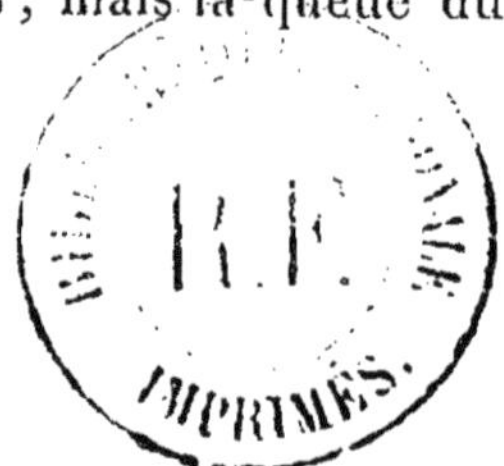

est là pour démontrer que la badauderie est de toutes les époques. Le simple était trop simple pour notre obser-vateur. Il lui fallait du compliqué, ce compliqué fût-il grotesque, parce que le seul moyen d'étourdir la niaiserie consiste à lui mettre sous les yeux quelque chose de bien incompréhensible.

Le curé prêche bien pour le paysan lorsqu'il parle pendant une heure de choses très obscures, dont l'auditeur ne saisit rien. Le médecin est un grand homme, quand il débite doctoralement des sentences de comédie, qu'il prescrit de *l'oxyde d'hydrogenium*, quand il pourrait dire de l'*eau*, et qu'il donne aux pilules de mie de pain un nom abracadabrant. M. Pasteur aussi fut grand comme le monde, lorsqu'il inventa ses mycodermes, avec des variations de petite flûte en si bémol...

Pour les gens de science rationnelle et de bon sens, *la cellule primordiale est une* et elle change de forme suivant les milieux et les conditions où elle est forcée de vivre. C'est ainsi que, en présence du sucre fermentescible, légèrement acidulé, à une température de $+ 16°$ à $+ 25°$, avec le concours initial de l'air et une quantité d'eau suffisante, la cellule animalisée produit le dédoublement du sucre en alcool et acide carbonique, qu'elle se reproduit et se multiplie sous la même forme sphéroïdale dans tous les cas similaires, s'il se trouve dans la liqueur de la matière albuminoïde alimentaire. On obtient ce résultat, toujours, en partant d'une cellule azotée quelconque et, depuis la cellule du ferment de bière jusqu'à la cellule allongée de la fibre musculaire, depuis celle qui se trouve dans le fromage en décomposition, jusqu'à celle des plaies suppurantes, des abcès, du cancer même, etc., toute cellule azotée, replacée dans les conditions ci-dessus, après qu'elle a été débarrassée des matières étrangères qui la salissent, restitue le type sphéroïdal, à reproduction herniaire, par fissiparité.

Eh bien, ce type change de forme, s'il se trouve en présence des alcalis ou du vinaigre, ou d'un excès de matière gommeuse, ou d'un excès de matière azotée, et la forme varie encore dans la période de putridité ou de décomposition ultime. Et toutes ces formes, quelles qu'elles soient, retournent au type, quand on les replace dans des conditions normales, et tous les faits justifient absolument l'unité du ferment, ou de la cellule azotée, du microbe, pour en parler par anticipation.

Sautant à pieds joints sur les plates-bandes du bon sens, M. Pasteur s'arma de son microscope de Tolède ou d'ailleurs, et constata certaines formes des globules réguliers, certaines variations dans la bière en présence de l'excès de gluten ou de houblon, d'autres changements dans le vinaigre dont la formation est secondaire par rapport à celle de l'alcool, et vite, il s'est écrié : « J'ai trouvé ! Eurêka ! J'ai trouvé un ferment dans le vin, *mycoderma vini*, un ferment dans la bière, *mycoderma cerevisiæ*, un ferment dans le vinaigre, *mycoderma aceti !* Je suis un grand homme ! »

Et, hanté déjà par les premiers fantômes de la microbiculture, suivant la marche normale de toutes les hallucinations, il se transforme en bienfaiteur des brasseurs et des fabricants de vinaigre, lesquels se seraient bien passés de ses générosités coûteuses. De même qu'il apprenait au monde étonné ce qu'on savait avant lui, que le chauffage des vins les dépouille et les améliore, de même, il se faisait un piédestal de choses archiconnues et pratiquées depuis longtemps.

Au lieu de dire ce qui est dans tous les livres sur la matière : le vinaigre se fait mieux et plus vite quand il y a, dans la liqueur, de la *mère de vinaigre*, comme on aurait dit à Orléans ou dans les vinaigreries du Nord, il dit : « Prenez du *mycoderma aceti !* Je vais vous apprendre à en faire ! »

Ne buvez pas d'eau ; avalez du protoxyde d'hydrogenium !

Ce qui démontre la nullité de ces inventions pastorales, première manière, c'est que tous les mycodermes variés de a création de M. Pasteur retournent à la forme type, quand on veut, comme on veut...

Nous en savons assez pour passer au microbisme, qui est une variation sur le même thème.

M. Pasteur se remémorant les idées de Jenner et les belles expériences d'Auzias, établit un petit raisonnement qui ne manque pas d'une certaine spéciosité.

« Le souvenir de Jenner est immortel. L'inoculation courageuse pratiquée par Auzias est dans la mémoire de tous les spécialistes; ces observateurs ont inoculé, j'en vais faire autant ! Je serai plus fort, plus célèbre, sans prendre la peine de rien inventer; je me contenterai de prendre leur affaire, en la démarquant et j'appellerai cela de la *culture*, de la *microbiculture*. En appelant le ferment du nom de *microbe*, je taquine Ferry qui n'aime pas le grec, je prends à Raspail sa remarquable théorie sur le parasitisme; mais si je ne suis au fond qu'un copiste, j'ai fait un titre qui est à moi, je suis le père du microbe et cela suffit ! »

M. Pasteur n'a jamais songé à démontrer que telles ou telles formes de l'organisme minuscule sont les constantes ou les caractéristiques de telles ou telles affections; il ne s'est pas demandé si, dans des états pathologiques très divers, on ne retrouve pas les mêmes altérations de la forme microbique, ni même si les formes, nouvelles inoculées, agissent dans tel ou tel sens; il veut inoculer, il inocule ! Cela lui a fait de la gloire et de l'argent et c'est un résultat.

Eh bien, oui, M. Pasteur; le *microbe* existe ! C'est la cellule azotée primaire que l'on appelle le *ferment*. C'est ce que Raspail nomme le *parasite*, auquel il attribue la plupart des maladies, tout comme vous, du reste, ce qui vous est une erreur commune à tous deux, et vous n'avez même pas le mérite d'avoir su vous soustraire à la pétition de principe de votre bête noire. Il n'y a pas un physiologiste qui puisse nier les altérations et les déformations des cellules, ferments ou microbes, que l'on observe dans les maladies nombreuses du cadre nosographique ; mais il n'y en a pas un qui ose dire que l'altération de la forme est une cause. Il n'y avait que vous au monde qui pussiez avoir l'audace de cette aberration et qui pussiez proclamer que le Pirée est un homme. Cette audace, vous l'avez eue et, par une contagion bizarre, qui s'exerce entre les cerveaux faibles surmenés, vous vous êtes fait des partisans, des disciples et des apôtres dans cette doctrine de l'insenséisme ; vous avez eu même cette bonne fortune de rencontrer en Allemagne un compétiteur, un adaptateur, et rien ne vous manque désormais.

Vous pouvez vous retirer sous votre tente ou vous diriger vers le septentrion !

Le microbe existe ; c'est le ferment, le parasite, la cellule azotée que les variations du milieu pathologique ont amené à des déformations ; cette allégation, qui n'est pas de M. Pasteur, est rationnelle et admissible ; mais le microbe transformé est-il caractéristique des affections spéciales ? En est-il la cause par transport, l'air et l'eau lui servant de véhicules ? Ceci est une autre question, qui mérite de fixer l'esprit.

Si le microbe en virgule, dit du choléra, est la *caractéristique* de cette maladie, s'il en est la preuve pathognomonique, on ne doit pas le trouver ailleurs. Affaire de sens commun. Pourquoi le trouve-t-on dans les phthisiques et dans tous les liquides provenant des matières animales putréfiées ?

En est-il la cause ? Si oui, on doit admettre qu'il existe des causes primordiales sous l'influence desquelles le ferment ordinaire, le parasite, le microbe devient la bacille en virgule et, dès lors, ce sont les causes de cette transformation qui intéressent le thérapeutiste, le médecin qui aspire à être un guérisseur et non un bénisseur. S'il n'en est pas la cause, on n'a plus à se soucier de son existence.

Or, il ne peut pas en être la cause par voie miasmatique, puisque tout ce qui respire serait atteint, ce qui n'est pas vrai, Dieu merci, et la conséquence logique, rigoureuse, est que le microbe, même si l'on admet qu'il soit inoculable, ne peut rien produire si les sujets ne présentent pas les conditions primordiales nécessaires à son évolution.

En fait, pour reconnaître une valeur quelconque à la théorie de la microbiculture, il faut admettre que le microbe en virgule passe de l'état d'effet à celui de cause, qu'il est inoculable et susceptible d'atténuation. Or, le fait brutal démontre que ce minuscule est sans action sur le plus grand nombre et l'on est obligé de reconnaître que les individus atteints doivent se trouver dans des conditions spéciales favorables. L'inoculation pastorale ne pourra donc avoir d'effet que sur ceux-là et l'on peut pousser le raisonnement à sa limite.

Supposons qu'une première inoculation de microbe cholérique produise un choléra atténué, mais encore dangereux, et que le résultat soit absolument bénin à la quatrième atténuation. Il faudra donc inoculer la quatrième génération microbique à un *sujet approprié* pour qu'il soit à l'abri du microbe de la troisième production. En lui inoculant ce troisième, il résistera au second ; l'inoculation du second donnera l'immunité contre le microbe normal. Quatre degrés de culture ; quatre degrés successifs de vaccination, puis, immunité problématique !

Et ensuite ? Eh bien, si votre sujet, devenu indemne, suivant votre prétention, tombe dans un état pathologique favorable à la formation des bacilles en virgule, je vous prie de lui garantir l'immunité promise. Je vous demande surtout de pratiquer sur *vous* l'inoculation progressive, en vous soumettant au régime débilitant des malheureux que le choléra préfère, et d'aller pendant quelques semaines dans un foyer cholérique. Alors, si vous n'êtes pas atteint, je croirai que votre théorie peut être examinée ; mais d'ici là, j'y vois non de la science, mais de la démence et de la folie furieuse.

V

Une plaisanterie germanique.

Quand ces messieurs d'outre-Rhin s'amusent, leur rire épais offre quelque chose de choquant dont la répétition fatigue et ennuie très vite. C'est bien pis lorsqu'ils s'amusent à froid, qu'ils jouent à la science et font retomber, du haut de leurs nuageuses conceptions, les objectifs, les subjectifs et les entités. Oh! alors, ami lecteur, en présence d'un allemand qui raisonne philosophie, science, médecine surtout, il faut être sourd, ou l'on n'a rien de mieux à faire qu'à prendre la fuite.

Science de la chimère, élevée à la hauteur d'une institution patriotique, rappelant partout aux Allemands les interminables discussions qui se produisent entre les saucisses et les chopes!

Je n'aime pas la science allemande, parce qu'elle est une science de proie. C'est la science empruntée aux autres peuples, accommodée à la choucroute, et présentée ensuite comme plat national.

S'il y a de belles exceptions à cette règle générale, et je suis loin de le nier, s'il y a beaucoup de vrais savants allemands en Allemagne, soyez certain que vous ne les rencontrerez pas parmi les docteurs à tam-tam et à cymbales.

Or, le choléra vient de nous révéler une splendide originalité en ce genre.

Sous le prétexte d'étudier le choléra par dévouement humanitaire, M. Koch se rend à Toulon et à Marseille. Fort bien! Ce voyage prouve qu'il n'a pas la poltronnerie de notre grand microbogène, parce qu'il sait ne courir aucun danger. Un Allemand ne s'expose jamais à la légère. Mais l'excursion ne prouve rien de plus.

La présence des bâtonnets ou bacilles en virgule dans les liquides cadavériques n'est pas et ne peut pas être la caractéristique du choléra et la preuve en a été donnée tout à l'heure. Je n'hésite pas devant une répétition pour satisfaire nos voisins tudesques. Ces bacilles se retrouvent dans les poumons, les excrétions pulmonaires et le sang des phthisiques, ce qui détruit radicalement la théorie gourmée de M. Koch. D'autre part, il suffit de soumettre à la putréfaction une matière animale, le tissu des muqueuses principalement, pour que l'on rencontre des bacilles dans les liquides qui en proviennent.

J'en conclus que M. Koch a voulu tout simplement se payer le luxe d'un petit voyage en France, dans la douce espérance que, à son retour vers les bords de la Sprée ou dans les environs des Linden, il sera enveloppé d'un nimbe de gloire et bombardé de récompenses flatteuses. C'est humain, naturel, et surtout prussien; mais je trouve M. Koch déjà très bien récompensé par le surnom de *Pasteur allemand* qu'on lui a décerné à la diable.

Que les théories et les idées de M. Pasteur sur les minuscules et le microbisme soient fausses et dénotent une aberration d'esprit ou un défaut d'observation, cela n'empêche pas que M. Pasteur soit un homme considérable et n'est pas Pasteur qui le voudrait bien. Quand M. Pasteur, le Français, n'aurait fait que ses recherches sur les acides tartriques, et il a bien d'autres choses à son actif, ses travaux commanderaient l'attention et il ne convient pas de conclure au pire. Certes, je crois dangereux, pour la vérité scientifique et pour la pratique médicale, l'élucubration microbique de M. Pasteur; mais j'estime, avec beaucoup d'autres, que des erreurs sont excusables chez les hommes de travail, dont le bilan scientifique est chargé comme celui du savant français.

Tous, même les adversaires du microbisme, nous avons applaudi à la mesure prise par les Chambres en faveur de M. Pasteur, parce que nous y avons vu une récompense nationale attribuée à un travailleur de l'intelligence, et nous en avons éprouvé une satisfaction légitime. Cette satisfaction n'ôte rien à notre droit de critique à l'égard de ce que nous trouvons mauvais ou absurde dans le bagage du savant; nous en userons largement; mais il nous est impossible d'admettre que M. Koch cherche à se greffer une réputation sur celle de M. Pasteur, en amplifiant encore sur les points les moins acceptables.

M. Pasteur s'est refait et doré une actualité en reprenant la vaccine et l'inoculation et les appliquant à son idée générale des microbes virulents, et de l'atténuation de leur action par des *cultures*. Il a fait un heureux mélange, *secundum artem*, de Jenner, Auzias, Raspail et Pasteur ; mais cela, que certains approuvent et que d'autres ne veulent pas admettre, autorise-t-il M. Koch à se joindre modestement à cette quadruple alliance?

« *Sehr wohl!* s'est dit le docteur berlinois, M. Pasteur veut atténuer les virus et les détruire par des cultures et des inoculations successives, et il applique son projet à la plupart des maladies infectieuses ; cette idée va bien au cube de mon intellect, mais, en ma qualité d'Allemand, je trouve mieux et je spécialise. Ce n'est pas un microbe ordinaire que je trouve dans le sang des cholériques, c'est le microbe allongé en bâtonnet, la bacille en croissant ou en virgule, et je *déclare* que cette bacille est la *constante* du choléra asiatique. Je dépasse M. Pasteur parce que j'ai décrit la petite bête spéciale à l'affection ! »

Wacht am Rhein, Vaterland et *Koch* panachés !

C'est beau, la grande science ; mais M. Koch ne dit pas ce qu'il fait des bacilles de la phthisie, ni des bacilles de la fièvre typhoïde, ni des bacilles des chairs putréfiées. Il ne nous dit pas ce que devient sa spécialisation en présence

des produits de la décomposition putride des matières pro-
téiques, lesquels renferment aussi des bacilles.

Tout comme pour M. Pasteur, nous demandons que
M. Koch ait le courage d'Auzias-Turenne ; qu'il s'inocule
des bacilles en croissant, et qu'il se donne un choléra quelconque par l'effet de cette inoculation ; et l'on pourra, voir
de plus près, si sa bacille spéciale ne présente pas quelque
particularité microscopique inhérente à l'état cholériforme.

D'ici là, il est plus prudent de rester sur la réserve d'une
douce incrédulité et d'établir un cordon sanitaire contre
l'invasion de la bacille germanique.

En ce qui concerne le côté humanitaire de la mission que
le docteur Koch s'est donnée, on peut se demander à quoi
il a été ou pu être utile sans trouver de réponse satisfai-
sante. Je sais qu'il s'est baigné dans la Méditerranée, qu'il
a absorbé des clovisses et qu'il a daigné *paraître satisfait*
des mesures d'hygiène prises par les municipalités. C'est
quelque chose ; mais ce n'est pas tout ; ce n'est pas de la
médecine ; ce n'est pas de la thérapeutique. Quel est le
spécifique contre la bacille en croissant ? Comment et avec
quoi le docteur Koch s'oppose-t-il à la multiplication de ce
microbe ? Comment parvient-il à le détruire quand il existe ?
Où est la solution de la difficulté ?

Fait-il aussi, lui, de la culture ? Est-ce à la papaïne, au
coaltar saponiné, à la vératrine, ou à l'acide prussique qu'il
donne la préférence ?

Silence complet et mystère rigoureux sur toutes ces questions, qui sont les seules pratiques, les seules qui soient le
terminus de ces discussions de causes hypothétiques. Rien,
sinon des contradictions désopilantes et des conseils généraux qui sont fort loin de valoir ceux qui se trouvent con-
signés dans les documents émanés de l'Académie de médecine.

Sans entrer dans une polémique sérieuse à propos des
doctrines du docteur Koch, si doctrines il y a toutefois,

on peut en relever quelques points qui ont été mentionnés par la presse.

Une dépêche de Marseille, datée du 10 juillet, dit que « le docteur Koch, dès son arrivée à Marseille, a renversé d'un seul coup le système désinfectant adopté et suivi jusqu'ici par le comité sanitaire et la municipalité.

« *Le savant allemand ne croit pas à l'acide phénique ni aux fumigations* pratiquées à la gare. Il prétend qu'*on a tort d'arroser les rues, car l'eau est le meilleur conducteur des bacilles et des microbes.*

« Le docteur Koch a visité l'hôpital du Pharo et l'a trouvé parfaitement aménagé.

« Le docteur Koch a fait une sorte de conférence intime aux médecins réunis à l'hôpital du Pharo.

« Elle peut se résumer ainsi :

« *L'humidité favorise le microbe que la sécheresse seule peut détruire.* »

Cette note est empruntée au *Figaro* du 11 juillet et le même journal, à la date du 12, reproduit la traduction du mémoire remis par M. Koch au maire de Toulon. Voici ce document, curieux à plus d'un titre, dans lequel je me suis contenté, comme pour la dépêche ci-dessus, de souligner ce qui mérite attention.

« *Le choléra se propage par les rassemblements d'hommes ; son principe se communique presque sans exception par le contact direct* avec les hommes ou les objets qu'ils portent.

« En temps de choléra il faut mener une vie réglée, l'expérience démontrant que *les troubles digestifs favorisent l'éclosion du choléra.*

« Il faut donc *éviter les excès de nourriture et de boisson,* les substances lourdes, et tout ce qui peut occasionner la diarrhée. Il faut appeler le médecin dès qu'elle survient.

« Il faut *n'absorber aucune substance provenant d'une maison contaminée ;* celles dont la provenance est inconnue doivent subir une *cuisson préalable* et *le lait en particulier.*

« *Toute espèce d'eau salie par des détritus humains est interdite ;* on évitera l'emploi d'une eau douteuse, et de celle qui provient soit d'un puits de petite profondeur, soit d'un marais, soit d'un étang ou d'un ruisseau recevant des eaux viciées.

« On devra considérer comme essentiellement dangereuses *les eaux* qui, d'une façon quelconque, ont été *souillées par des déjections cholériques.* Aussi celles qui auront servi au lavage de la vaisselle ou du linge ne seront jetées ni dans les puits, ni dans une eau courante. Il est impossible d'avoir une eau tout à fait pure, le plus simple est de la faire bouillir.

« Ces observations ne se rapportent pas seulement aux eaux destinées à être bues, mais encore aux eaux ménagères ; car le germe cholérique, une fois qu'il existe dans l'eau, peut être communiqué à tous ceux qui s'en servent soit pour laver leur linge ou les ustensiles de cuisine, soit pour préparer leurs aliments, soit pour leurs ablutions. La conséquence la plus importante de ces remarques, c'est qu'il ne suffit pas, pour se préserver de l'épidémie, d'user d'eau pure ou bouillie.

« En tout cas, *un cholérique peut devenir un foyer d'épidémie ;* aussi faut-il éloigner les malades du *contact* de toutes les personnes qui ne sont pas nécessaires pour leur donner des soins.

« *Il faut encore éviter les réunions nombreuses, les foires, les fêtes, en un mot les assemblées de tout genre.* On ne doit ni boire ni manger dans une salle où se trouvent des cholériques ; *leurs déjections seront recueillies dans des vases contenant une solution phéniquée.*

« Tous les objets salis par des déjections seront nettoyés à l'aide de linges secs qu'il faudra brûler ensuite. Les appartements où auront résidé des cholériques devront rester *inhabités pendant six jours.*

« Toutes les personnes qui auront été en contact avec

des malades se laveront les mains avec de l'*eau mélangée de savon et d'acide phénique ;* les cadavres seront éloignés de la maison aussitôt après le décès, et les enterrements auront lieu avec le plus de simplicité possible. Le cortège n'entrera pas dans la maison mortuaire, et les objets de toute nature qui auront servi aux cholériques ne pourront pas être expédiés sans avoir subi une désinfection préalable.

« Les blanchisseuses n'accepteront le linge provenant des cholériques que s'il a été, au préalable, soigneusement désinfecté. En dehors de ces préservatifs, il n'en existe pas qui soient connus ou qu'il semble bon de recommander. »

Le factum serait parfait, s'il se terminait par la formule légendaire : « Tout va bien, signé : Koch ! »

Ainsi, le docteur Koch est un contagiosiste convaincu (?) ; en revanche, il est l'*ennemi de l'eau,* que nous réclamons comme le grand purificateur, et il oublie que, si la *chaleur humide* favorise le développement des maladies typhiques *dans certaines conditions précises,* les arrosements, les lavages et les pluies sont les meilleurs agents d'élimination des immondices. Il ne croit pas à l'acide phénique le 10 ; mais, le 11, il le recommande comme *désinfectant* pour les vases à déjections et pour les mains. Il anathématise l'eau et il conseille le lavage des maisons ; il est vrai qu'il ne veut pas qu'on fasse le pot-au-feu avec de l'eau souillée par des déjections cholériques, ni qu'on en boive pour se rafraîchir. Cette calinotade vaut un bon point. Est-ce que l'on a l'usage, en Prusse, d'employer pour la boisson et les usages domestiques l'eau salie par les détritus humains ?

Au point de vue du cynisme, tous ceux qui ont observé les Allemands savent que le bas peuple du pays des Gretchen est d'un sans-gêne qui touche à la bestialité ; malgré cela, j'aime à penser que l'eau destinée à l'usage alimentaire y est exempte de certains condiments. Et puis,

M. Koch ne sait-il pas que les *vidangeurs* jouissent d'une immunité relative au moins égale à celle tant chantée des *cuivriers*?

Un journaliste de talent, M. Ed. Lockroy, trouve, dans le journal *le Rappel*, que l'Académie de médecine n'est pas fort avancée en matières de choléra.

« Elle suppose un microbe : une bacille en croissant. Mais cette bacille, incultivable, a été inoculée à toutes sortes d'animaux qui n'ont rien senti du reste. Cela tient-il à ce que tous les animaux sont réfractaires au choléra ou cela tient-il à ce qu'on s'est trompé de bacille ? Je crois que personne n'en sait rien. »

Faisant ensuite la petite affaire de M. Koch, lequel est contagiosiste, comme je l'ai dit, et ne croit pas au transport de la bacille par l'air, M. Lockroy ajoute avec justesse :

« Cet Allemand déclare que la bacille n'a pas d'action sur les vaches non plus que sur les autres animaux, et il considère le lait comme un des agents les plus actifs de propagation. Selon lui, l'eau a ces mêmes propriétés désolantes et il conseille de laver les maisons de Toulon. Il dit cette énormité : que les caravanes qui traversent les déserts sans eau n'apportent pas le choléra avec elles.

« Or, tout le monde sait que la grande caravane de la Mecque — et je l'ai vu moi-même — apporte des cholériques à Damas. Où, d'ailleurs, le professeur Koch a-t-il vu des caravanes sans eau ? Est-ce qu'il croit que personne ne boit pendant quarante et cinquante jours ? S'imagine-t-il que les chameaux ne portent pas d'eau et qu'on ne s'arrête pas à des puits ? Mais, laissant le docteur Koch et ses affirmations hasardées pour revenir à l'Académie de médecine, peut-elle nous dire d'une façon positive comment le fléau se propage ? Peut-elle nous dire seulement — et je lui en demanderais pas d'avantage — comment elle le guérit ? Hélas ! il y a vingt moyens de combattre le choléra, et ces vingt moyens réussissent tour à tour à sauver le malade ou à le laisser périr. »

Sur cette conclusion à laquelle je m'associe pleinement, je souhaite que M. Koch digère paisiblement les clovisses et la décoration qui lui a été octroyée et qu'il trouve le temps de mieux étudier la bacille en virgule avant son futur voyage, afin de pouvoir utiliser sa science en Allemagne.

VI

Thérapeutique de la Faculté
contre le choléra.

Prophylaxie. — Il n'existe *aucun moyen prophylactique* contre le choléra ; les lazarets et les quarantaines ont été aussi inutiles que les fumigations de chlore et que l'emploi du camphre, des aromatiques, des désinfectants, etc.; mais il est utile que les malades ne soient pas réunis en trop grand nombre, que les salles soient bien ventilées, que ceux que leur devoir retient près des cholériques observent les règles d'une bonne hygiène [1]. »

Traitement. — « On a préconisé contre le choléra *presque tous les agents dont la thérapeutique dispose...* : l'expérience a prouvé qu'on ne pouvait opposer au choléra une méthode uniforme de traitement, et que celle-ci devait varier suivant une foule de circonstances, et surtout d'après l'état symptomatique : il faut ici obéir aux indications qui se présentent [2]. »

Ce qui précède revient à dire qu'il n'y a pas de traitement spécial. Aussi tout y passe dans les différentes

1. Grisolle, *Path. int.* 9ᵉ édit. 2ᵉ tirage, t. I, p. 833.
2. *Ibid.*, p. 833.

périodes. Dans la cholérine prodromique : repos au lit, diète, lavements mucilagineux, boissons gommées ou légèrement aromatiques, opium surtout, par la bouche ou en lavement, de 5 à 30 ou 40 centigrammes. Pédiluves ou cataplasmes sinapisés contre la céphalalgie. S'il y a de la fièvre, des coliques, petite saignée, ou mieux des sangsues. S'il y a prostration, boissons aromatiques, menthe, camomille, mélisse, arnica, antipasmodiques, sirop d'éther. Dans la seconde période, mêmes moyens et encore, ipécacuanha, purgatifs salins, vomitifs... Si la prostration est très grande, l'affaiblissement extrême, boissons stimulantes, chaudes ou froides et glacées, infusions aromatiques, café, thé, vins très alcooliques, eau-de-vie, rhum, acétate et carbonate d'ammoniaque. Frictions sèches, sinapismes, boules, briques chaudes, sachets de sable, vésicatoire à l'épigastre. On a conseillé le stachys, le hachish, le chloroforme, le sel marin, les mercuriaux, la strychnine, le nitrate d'argent...

Si la réaction est douce, boissons acidulées, tempérantes ; si elle est incomplète, emploi des stimulants et des toniques ; si elle est trop vive, antiphlogistiques, saignée, etc. On combat les crampes par les frictions sèches, les narcotiques, les plaques aimantées, le chloroforme. On a conseillé d'injecter dans les veines l'eau pure ou salée, l'opium, la belladone, le sulfate de quinine !!...

Et voilà pourquoi votre fille est muette.

Faut-il mentionner les inventions du charlatanisme, depuis ceci jusqu'à cela, depuis l'aconitine jusqu'aux calcaires schisteux et bitumineux à placer sur l'arc-de-triomphe ? Non, n'est-ce pas, car la bêtise humaine n'a guère de limites et ni le lecteur ni moi n'avons le temps de colliger les folies.

La Faculté de médecine n'a donc pas de traitement préventif ni de traitement curatif contre le choléra ; on cherche encore et l'on attend que M. Pasteur ait fini ses *études*. D'ici là, mourez, si vous voulez ; guérissez, si vous le trouvez bon ; la médecine des symptômes, c'est-à-dire l'arbitraire d'un homme intelligent ou d'un sot, dirigera votre sort à droite ou à gauche.

Je trouve cependant une bonne chose dans un article du docteur Decaisne[1], et j'en cite la partie saillante :

« Depuis le début de l'épidémie de Toulon, nous nous étonnons de n'avoir pas vu remettre en honneur un contre-remède souverain contre le choléra, nous voulons parler du traitement par l'eau à hautes doses. Il n'est pas plus nouveau que le masque contre les microbes. En effet, l'illustre docteur Sangrado de Valladolid en a parlé, il y a longtemps déjà, au chapitre troisième du livre II de cette œuvre immortelle comme la comédie humaine, l'honneur de la langue française et le désespoir de tous les faiseurs de romans passés, présents et futurs...

« Sydenham, l'Hippocrate anglais, ayant un jour à traiter un homme qui, se mourant d'amour, avait voulu en finir tout de suite avec la vie au moyen du sublimé corrosif, lui administra pour tout remède un seau d'eau et le guérit. C'est ce qu'il appelait le lavage intestinal. Ce lavage, il s'appliquait déjà au dix-septième siècle au traitement du choléra.

« Dans le choléra de 1849, le docteur Thouret prétendit avoir traité trente-deux cholériques, à la dernière extrémité, par l'eau, à haute dose, et les avoir tous guéris.

« Comment encore une fois ne pas s'étonner, après de pareils résultats, de l'abandon d'un remède comme celui-là ? Je connais deux cents remèdes au moins du choléra, tous infaillibles, je n'en connais pas de plus simple et de plus expéditif. »

Pour mon compte et d'après ma propre expérience sur moi-même, je vous assure que cela vaut mieux que la soupe au sulfate de cuivre, et que la plupart des choses idiotes

1. Journal *la France* du 13 juillet 1884.

qui ont été proposées par toutes sortes de gens, qui des médecins, qui des étrangers à la médecine, et dont les élucubrations ne peuvent faire de mal, si l'on ne suit pas leurs conseils, et qu'on se contente de les lire en se tenant les côtes dans un bon rire rabelaisien, lequel guérit de la plupart des maux.

Une excellente idée à mentionner est celle du docteur Belot, relativement à l'emploi de l'oxygène. Voilà, au moins, quelque chose de rationnel et de vrai, une médication qui rendrait certainement de grands services dans la période cyanique du choléra, et nos seigneurs du comité consultatif devraient bien y songer un peu.

Le docteur Belot ne croit pas à la contagion, mais à la *prédisposition individuelle* et à la peur, et il est impossible à un homme raisonnable de s'arrêter à une opinion contradictoire.

VII

C'est la faute du gouvernement.

Le titre de ce paragraphe, le dernier, grâce à Dieu, que j'aie à consacrer aux joyeusetés du choléra, ce titre est un cliché dont les pouvoirs ne se méfient pas assez. Depuis qu'il y a des gouvernés et des gouvernants, ceux-là, à tort ou à raison, voient dans ceux-ci des gens qui sont payés pour une besogne déterminée, et ils ont la faiblesse de tenir à ce que les employés fassent ce qu'ils ont à faire.

« Messieurs, je vous confie ma maison et vous me rendrez compte des opérations. Voilà un directeur, que vous appellerez président, roi ou empereur, à votre choix ; voilà des chefs d'emploi sous le titre de ministres, et tout un fretin de comparses à votre service. Vos appointements sont de tant, et j'y ajoute des gratifications pour certains usages spéciaux et dans tel but particulier.

« Le travail ne manque pas. J'ai des relations avec mes voisins de près ou de loin ; je veux qu'elles soient amicales et avantageuses, si la chose se peut et que, s'il y a lieu à querelles, vous ayez l'esprit de vous tenir du côté du manche et d'avoir les rieurs pour vous. Je veux que vous entreteniez l'ordre, la propreté morale et matérielle dans l'intérieur de ma propriété et j'entends être en sécurité contre tous les malandrins. Il faut s'occuper des détails d'administration utiles, de mes intérêts, de ma santé et de ma bourse, essayer de m'enrichir plutôt que de m'endetter, faire cultiver avec soin mes domaines, pourvoir aux travaux de tout genre, instruire mes enfants, me préparer de quoi me défendre en cas de guerre avec d'autres propriétaires ; enfin, je vous confie l'exécution de devoirs de tous les instants ; vous les connaissez par le menu, et vous ne pouvez arguer d'ignorance.

« En honneur, en argent, je paye bien ; je prétends être bien servi ; vous devez être prêts à tout, et c'est à vous que je m'en prendrai dans les accidents, les malheurs, les calamités, si vous n'avez pas fait votre devoir jusqu'au dévouement. J'ai dit ! »

Voilà, en grands traits, le langage implicite d'une nation à l'égard de ses employés et ceux-ci, empereurs, rois, présidents, ministres et autres, sont *obligés*, par le seul fait d'avoir accepté des fonctions qui entraînent des devoirs.

Le gouvernement, dans l'esprit de la masse populaire, doit pourvoir à tout, s'occuper de tout, et *il est payé pour cela* ; aussi, d'après le cliché, est-ce de la faute des gouvernants quand les choses vont mal et la conclusion, qui n'est pas toujours juste en fait, est logique en droit.

Dans l'épidémie cholérique de 1884, le gouvernement a-t-il été à la hauteur de son emploi ?... A cette question insidieuse, je réponds carrément : Non !

Le président s'est dérobé à un devoir, malgré le chiffre des frais de représentation qui lui sont alloués et pour lesquels il ne représente pas. C'était le moment de faire un petit voyage et d'ouvrir sa bourse toute grande. Les ministres ont été en retard. Les mesures prises ont été ineptes.

Ce n'est pas la faute du gouvernement si le choléra s'est développé, comme ce n'est pas sa faute quand la moisson est mauvaise, quand la vigne coule et que les foins se rentrent mal ; mais c'est sa faute quand il ne fait pas ce qu'il doit pour réparer le désastre au mieux des intérêts généraux et des intérêts locaux. Or, nous avons cette malechance de posséder un président qui professe l'inutilité de la présidence et qui prouve sa thèse ; d'avoir des ministres absolument insuffisants ou ignorants des choses de leur département, et tous ces braves gens ont fait ce que fait le tribunal de commerce. La justice consulaire, représentée, le plus souvent, par des personnalités ignorantes de tout, sauf des tripotages commerciaux, est obligée, pour apprendre quelque chose, de s'en rapporter à des *experts*, et l'on sait ce que cela produit. De même, les ministres s'en rapportent, dans leur incapacité collective, individuelle et relative, à des comités, des commissions, etc.

Qu'on m'apprenne de quelle utilité a pu être, *pour les malades*, la Commission médicale dont le rôle s'est borné à discourir sur le point de savoir si le choléra était sporadique ou asiatique ! Elle n'a pas même vidé cette question, que le choléra s'est chargé de résoudre ; mais elle a fait du rapport.

L'Académie de médecine, autre guitare ! Que vouliez-vous qu'elle apprît aux ministres, elle qui est inféodée à la coterie Pasteur ? Rappelez-vous, lecteurs, que c'est au *sein* de cette docte réunion de bonnets pointus qu'un grand homme, — ils sont tous grands hommes, — s'est écrié au sujet de l'anesthésie par le chloroforme : « Je le verrais de mes yeux, que je n'y croirais pas ! » Vous aurez une idée de ce qui peut se passer dans le cénacle de la rue des Saints-Pères.

Un seul, le docteur Jules Guérin, a noblement protesté en faveur de la raison contre les fadaises.

On a parlé de comité consultatif supérieur d'hygiène... Eh bien, voilà un des points où le bât blesse les ministres. Ce comité est la coterie du microbisme, et vous y trouverez des personnages qui n'ont jamais vu un malade et qui ne sont pas capables d'appliquer des sangsues ou des ventouses. C'est pourtant ce comité qui dirige, régit et réglemente les questions les plus graves pour lesquelles la pratique est sacrifiée à la théorie du jour; c'est ce comité qui repousse ou cache tout ce qui est contraire au dada actuel : hors du microbe et de la bacille, en dehors de l'inoculation, de l'éducation du parasite, il n'y a rien !

Vrai, Dieu ! Sganarelle était, lui aussi, un bien grand homme; mais, au moins, n'était-il que *Médecin malgré lui !*

D'ailleurs, ces insanités n'ont rien d'insolite chez nous. L'oïdium qui a tant fait souffrir nos vignes, le phylloxéra qui les a détruites, sont entièrement dans les mêmes conditions que le choléra. Le gouvernement, ce bon gouvernement dans sa naïveté, nomme des commissions où il fait entrer ses créatures et il se repose. Les commissions mettent vingt ans à ne rien faire; on en décore les membres; le mal s'en va tout seul quand il n'y a plus rien à détruire; mais Calino croit avoir fait ce qu'il devait faire, ou il prétend le faire croire.

VIII

Causes réelles du choléra et des maladies typhiques. Malpropreté. Poltronnerie.

Dans mon livre sur la *Fermentation*, publié en 1858. je citais les paroles suivantes de M. Réxès, empreintes de l'esprit d'observation et d'une extrême justesse :

« Dans les théories médicales des siècles derniers, la *fermentation* jouait un rôle considérable ; on avait rapproché et mis en parallèle les phénomènes morbides de l'économie vivante avec ceux qui accompagnent ordinairement la fermentation, et on la voyait *partout* comme cause de maladies ; aussi la matière médicale d'alors était-elle très riche en *antiputrides*, *antiseptiques*, etc. Ces théories, du reste, reposaient sur des observations souvent justes, et la *science actuelle* n'a eu qu'à les débarrasser de leur *exagéra-tion* pour se les approprier.

« Ainsi, elle est *forcée* de considérer comme *ayant la plus grande analogie avec la fermentation* un grand nombre de *maladies contagieuses*, telles que la *variole*, la *syphilis*, la *scarlatine*, le *typhus*, l'*hydrophobie*, etc.; le mode d'action des *venins*, du *vaccin ;* l'action des *matières putréfiées*, telles que du *sang*, de la *cervelle*, du *pus*, introduites dans l'économie par une *plaie*, par une *blessure ;* et encore les *mala-dies épidémiques* dites *miasmatiques*, la *fièvre paludéenne*, le *choléra asiatique*, etc., etc.

« *Et elle montre que les agents les plus efficaces pour empêcher le développement, la transmission des contagions et des miasmes, des virus, sont précisément ceux qui s'opposent le plus énergiquement au développement de la fermentation, comme les matières empyreumatiques, les huiles essentielles, certains sels métalliques*, etc. [1] »

Ces opinions de M. Réxès me paraissent aujourd'hui aussi exactes qu'il y a vingt-six ans et, si la *mode scientifique* a changé, cette modification de toilette ne signifie pas grand chose. En effet, le microbe, le parasite, le ferment a toujours le principal rôle, même avec la phraséologie prétentieuse du jour. Mais une expérience plus complète m'a fait voir la question sous un aspect plus général.

1. N. Basset, *Traité th. et pr. de la fermentation*, Paris 1858. V. Mas-son.

« Sur une *organisation vivace, bien constituée*, certains *agents septiques*, les ferments, certains *virus*, n'ont qu'une influence relative ; ils sont éliminés par les excrétions sous l'influence d'un mouvement général énergique, et produisent tout au plus quelques lésions locales qui peuvent alors devenir le siège d'une affection plus ou moins grave ; mais ce cas est très exceptionnel. » Il est évidemment question ici « de l'ingestion de ces ferments, de ces virus, de ces agents septiques, dans les organes destinés à recevoir les matières alibiles qui concourent à l'alimentation.

« Dans les *organismes malades*, au contraire, dans ceux qui sont *affaiblis par un état pathologique grave*, ces mêmes agents hâtent la désorganisation générale du système et, souvent, substituent à l'affection existante quelque autre maladie qui n'est que la conséquence de leur action [1]. »

Les lignes qui précèdent reçoivent une nouvelle confirmation de l'examen des faits si on les applique particulièrement au choléra, en admettant la contagion directe, *par hypothèse*. Dans ce cas, je suppose que l'on ait respiré un air chargé de miasmes, saturé de microbes, de ferments parasites, qu'on ait ingéré une masse de ces minuscules avec la boisson ou la nourriture... De deux sujets soumis à la même hygiène, vivant ensemble, l'un subira les conséquences de l'empoisonnement septicémique, l'autre restera indemne. Pourquoi cette différence, sinon parce que l'un est robuste, de constitution saine et valide, exerçant ses fonctions physiologiques avec une énergie régulière, tandis que le second est sous la dépendance d'une idiosyncrasie différente, d'un état d'affaiblissement et de prostration, ou même d'un état fébrile qui paralyse les actions physiologiques ? C'est bien ici, comme le dit le docteur Belot, une question de prédisposition individuelle.

Je vais plus loin ; je laisse les microbes et la contagion et

---

1. N. Basset, *loc. cit.*

je formule ma pensée dans les termes d'une proposition générale :

« Les sujets déjà malades sont seuls aptes à contracter l'affection cholérique ou les affections typhiques en général. »

Malades par une cause antérieure, malades par leur faute et par leur malpropreté, malades de peur, les cholériques étaient malades avant l'invasion et la chose est d'une démonstration facile. Je ne sais même pas si le choléra, tel qu'il a été décrit par les pathologistes, est une unité quelconque du cadre nosologique, car je l'appellerais très volontiers le *squalido-morbus*, la maladie de la saleté intérieure et extérieure...

Vous savez tous que la saleté asiatique est un comble, que la saleté musulmane est un phénomène... Il n'y a rien d'étonnant à ce que la maladie de la saleté ait eu son berceau dans les pays de l'Orient, trop chantés pour ce qu'ils valent. J'en aurais long à dire là-dessus. Et la saleté de notre midi français, celle de l'Espagne et surtout de l'Italie, saleté en dedans, saleté au dehors, ne la faites-vous pas entrer en ligne de compte? Allez à Toulon et ne sortez pas le soir sans un blindage, ou gare aux éclaboussures des Toulonnais !

Dans toutes les affections typhiques, *la cause de la maladie résulte d'un empoisonnement par les voies intestinales* et je repousse formellement l'*hypothèse de la contagion*, bien qu'elle donne raison à la théorie de la prédisposition individuelle. Je ne vois plus désormais que le fait, dans sa nudité physiologique. Tout le monde peut suivre les phases d'une idée élémentaire... Or, si l'on considère que l'intestin n'est autre chose qu'un filtre tubulaire, dont la portion stomacale renflée est un laboratoire pour la préparation des matières ingérées, on comprend que la partie inférieure ne sert qu'à conduire au dehors les matières inutiles, tandis que les portions assimilables dissoutes *filtrent* à travers les parois et sont absorbées pour la réparation nutrimentaire. Le *cheminement* est dû à la pression exercée par les *gaz* que produit la *fermentation* des matières soumises à une température de + 37°5, et cette fermentation progressive est indispensable à la *solubilisation* des substances alimentaires.

A propos de ce cheminement, et par parenthèse, n'est-il pas curieux de voir que le *docte corps*, dont les membres sont censés avoir appris un peu de chimie et de physique, persiste à l'attribuer à ce qu'il appelle le *mouvement péristaltique* de l'intestin[1]? Et ce corps doctissime ne voit même pas que la matière alimentaire parvenue dans le tube, ne pouvant retourner en arrière par suite de la défense du pylore, produisant des gaz abondants, est obligée de marcher vers l'extrémité opposée, en se condensant par la perte graduelle de sa portion liquide, parce que ces gaz, à mesure de leur mise en liberté, se dilatent et entrent en tension ! C'est à croire que les princes de la science n'ont jamais réfléchi aux malheurs d'Alfred Pipelet, malheurs causés par les contractions de son collègue de l'intérieur, ni à la philosophie du *vague son* approuvé par Pandore...

Quoi qu'il en soit, si la portion filtrante du tube était droite et lisse, la filtration se ferait mal, l'utilisation serait fort incomplète et l'état diarrhéique serait l'état normal, mais les maladies intestinales seraient fort rares. Au contraire, le tube présente des courbures, des étranglements, des replis nombreux causés par l'expansion des gaz. Des particules de matières se logent dans ces replis et le travail fermentatif se continue dans ces particules jusqu'à la *putridité*.

L'absorption des produits septicémiques qui en résultent détermine un empoisonnement qui peut affecter une forme lente ou prendre une marche aiguë et presque foudroyante,

---

1. *Verba atque verba, et præterea nihil.*

selon la prédisposition. Il y a peu de virus plus dangereux que celui qui provient de la putréfaction des résidus de la digestion, s'il peut être directement absorbé, et c'est à cette cause générale qu'il convient de ramener toutes les maladies de caractère typhique, le choléra, la fièvre jaune, la fièvre typhoïde, etc., et même ce que nos savants *néologistes* appellent l'*athrepsie* des jeunes enfants.

C'est donc à la malpropreté et au mauvais état du filtre intestinal qu'il convient de porter remède si l'on veut prévenir ou guérir ces affections. Or, tous les individus qui se trouvent dans cette condition de saleté, et dans un danger imminent d'intoxication, sont plus aptes à contracter les maladies de ce groupe, pour peu que les circonstances y prédisposent. Le choléra peut donc être regardé comme contagieux, *dans une certaine mesure*, pour ces enfiévrés, qui sont déjà malades avant l'invasion, tandis que le danger et la contagion n'existent pas pour les autres.

Ceci posé, il est clair que toutes les conditions qui peuvent surexciter le mouvement fermentatif des résidus dans les replis du tube filtrant, lorsque ces résidus ont déjà été atteints par la période ultime ou la putridité, sont de nature à favoriser et à hâter l'explosion. L'exaltation d'une température chaude et humide, ce qu'on appelle vulgairement un *temps lourd et étouffant*, les variations brusques, les écarts de régime, les excès alcooliques et autres, les veilles, l'abus des fruits peu mûrs, des fruits sucrés et acidulés, de certaines bières et de certains cidres de mauvaise qualité, etc, sont des circonstances auxquelles il faut prêter attention surtout quand la condition physiologique du tube intestinal laisse à désirer.

A cette cause matérielle d'empoisonnement du sang, il faut joindre l'influence de l'imagination frappée. C'est que la peur, la peur stupide, irréfléchie et inconsciente, incoercible, est pour beaucoup dans les cas de constitution épidémique.

On doit ajouter à cela une autre cause très évidente ; je veux parler de l'insuffisance et de la mauvaise qualité de la nourriture. On n'a pas d'appétit pendant les chaleurs ; mais on boit volontiers. On recule devant les aliments azotés, réparateurs, et l'on mange avec avidité des non-valeurs, auxquels le palais trouve une saveur rafraîchissante. On boira des liquides exécrables que l'on absorbe en quantités trop considérables, au lieu de s'en tenir à quelque peu de café froid étendu d'eau, à de l'eau sucrée alcoolisée, etc., et l'on croit être très intelligent en absorbant des glaces...

Et la misère, les privations, qui viennent joindre leur action à toutes les autres ! En vérité, ce n'est pas la peine de chercher la cause du choléra et de ses analogues dans les folies imaginées par des cerveaux malades et il n'y a que trop de causes réelles de l'empoisonnement intestinal sans en discuter d'imaginaires.

Au fond et pour me résumer, les mots choléra, typhus, fièvre typhoïde, etc., microbes, bacilles, sont des mots, rien que des mots. Les faits et l'observation désintéressée — rien des comités, ni des commissions, ni des charlatans, — disent mauvaises digestions, putridité des matières du canal digestif, malpropreté, empoisonnement. Il n'y a pas de choléra ; il y a empoisonnement par saleté et putridité intérieure.

Cherchez ailleurs, si vous voulez ; vous serez obligés d'en revenir là et de secouer le joug de préjugés absurdes, fondés sur les mots sonores dont on a besoin pour vous exploiter en vous faisant peur.

IX

Traitement rationnel du choléra.

N'en déplaise aux illustrissimes de tout calibre, je dis que les malades ne sont pas faits pour les médecins, mais que les médecins sont faits pour les malades. Si le malade et son entourage sont suppliants jusqu'à la platitude pendant le danger ; s'ils sont, *fort souvent*, lâches et ingrats après la maladie, ce n'est pas une raison pour que le médecin oublie son véritable rôle pour s'abaisser à celui de marchand de visites. Le médecin doit vivre du malade, comme le prêtre de l'autel, et le bœuf, du champ qu'il laboure ; mais il doit être un *guérisseur*, je répète le mot, et non pas un simple *hableur*.

Or, les causes du choléra étant données, je pense qu'il suffit au médecin de réfléchir un peu, pour qu'il puisse coordonner un traitement préventif et un traitement curatif certain, aussi certain que puisse l'être un traitement médical en dehors de complications subites, ou de concomitances graves. Il n'est pas besoin, pour cela, d'être aussi fort en grec que le docteur Piorry, ni de songer à vouloir créer une nouvelle langue hippocratique, et il suffit de raisonner avec le bon sens.

Voilà une série, un groupe d'affections similaires, très voisines, par le nombre de symptômes, identiques quant aux causes réelles, lesquelles reposent sur le trouble de la fonction digestive, l'atonie de l'intestin et la déviation du mouvement fermentatif normal. La dernière période de cet état physiologique fournit les produits de la fermentation putride et, de l'état d'incubation, de l'état prodromique, l'affection passe à l'état aigu, d'autant plus grave qu'il existe un véritable empoisonnement. Il semble acquis, sans conteste, que l'on doive d'abord enrayer la marche de la maladie dès les premiers prodromes, si l'on n'a pas pris les précautions de prophylaxie indispensables ; qu'il faille ensuite, dans le cas d'invasion, continuer à relever la fonction, à détruire l'atonie, à rétablir la régularité de la fermentation digestive et employer, contre l'empoisonnement spécial, des moyens appropriés.

Prenons donc les choses par ordre et voyons ce qu'il convient de faire en pratique, pour agir avec certitude.

Prophylaxie. — Il est bien évident que si l'intestin est tonifié, si la fonction digestive est régularisée, sans accidents diarrhéiques et sans constipation, l'organisme sera placé dans les meilleures conditions pour résister à la constitution épidémique et passer à travers des légions de microbes et de bacilles. On ira contre ce but en faisant excès de boissons acidules sucrées, en faisant excès de fruits, en se laissant entraîner à des écarts de régime, aux veilles prolongées, aux abus de toute sorte qui causent et perpétuent un état fébrile favorable à l'invasion des maladies dites miasmatiques, et qui constitue en grande partie la prédisposition individuelle. Si ces causes sont supprimées par l'adoption d'un régime régulier et d'une hygiène bien comprise, il ne reste plus à exécuter que la thérapeutique de la prophylaxie. On sait que le *tannin* est le *régulateur* le plus puissant de toutes les fermentations, quand il est employé *à petites doses ;* qu'*il les arrête* absolument quand on l'emploie *en excès*. A l'aide de ce point de départ, on comprend que, si l'on associe au *principe astringent* une *substance laxative antagoniste* et un *agent diffusible*, excitant des fonctions générales, on pourra diriger la fermentation digestive, l'empêcher de passer à la phase putride, tonifier les surfaces intestinales, et exalter l'assimilation, sans courir le risque de déterminer un état congestif dangereux. Il ne s'agit donc plus que de choisir convenablement les agents dont on veut se servir.

L'acide tannique des officines et des chimistes, en raison de sa violence d'action et de la saveur désagréable qu'il présente, doit être rejeté *a priori*, et l'on doit faire usage des extraits astringents, parmi lesquels les plus convenables sont celui d'*écorce de chêne* et le *cachou*. En associant le *phosphate de soude*, insipide, à l'extrait astringent, dans un véhicule convenable, qui renferme une dose suffisante d'alcool à titre d'agent diffusible, on obtient une préparation énergique et sûre, à effets prévus, qui ont été constatés par une longue expérimentation. La muqueuse gastro-intestinale, sollicitée par le principe astringent, prend une tonicité remarquable ; le travail digestif ne dégénère plus vers la phase putride, et l'action laxative du phosphate de soude empêche la suppression de la fonction.

Un demi-verre à Bordeaux d'une semblable préparation, pris le matin et le soir, à jeun, avec la précaution, pour le matin, de prendre ensuite une tasse de thé noir aromatisé par le rhum, suffit pour mettre complètement à l'abri des invasions typhiques, si l'on continue ce traitement préventif pendant sept à huit jours. On peut alors suspendre l'emploi de la préparation, sauf à le reprendre à la première indication, s'il survient des chaleurs humides, accablantes, ou si l'on éprouve quelque dérangement fonctionnel.

On fait ainsi, en somme, une sorte de *tannage de la muqueuse* en même temps qu'on met obstacle à la décomposition ultime ou putride.

Les enfants peuvent être soumis à ce même traitement prophylactique, pourvu qu'on proportionne les doses à leur âge.

En ce qui concerne le véhicule, excipient du principe astringent et du phosphate, j'ai employé avec un égal succès les vins liquoreux fortement alcooliques du Midi, le vin d'Espagne, ou l'eau miellée, alcoolisée à 20 pour 100. 15 à 16 grammes d'extrait répondent à 30 ou 35 grammes de phosphate.

Cholérine prodomique. — Le traitement curatif de la cholérine est fort simple. Repos au lit et diète, cataplasmes sur le ventre. Toutes les demi-heures deux cuillerées à bouche de la préparation antityphique qui vient d'être indiquée et une tasse de thé noir aromatisé toutes les deux heures. Après vingt-quatre heures, diminuer progressivement les doses de manière à les supprimer en trois jours.

La convalescence peut exiger l'emploi de purgatifs salins à demi-dose et en lavage. Dans ce cas, employer la préparation comme dans le traitement prophylactique, jusqu'au rétablissement complet, qui n'exige jamais plus d'une semaine, à moins de complications.

Choléra confirmé. — Première période, comme dans la cholérine, sans aucune modification. S'il survient de l'algidité, ce qui est rare, augmenter la fréquence des doses et, dans le cas de cyanose, entourer le malade d'une atmosphère plus oxygénée, si l'on peut, à l'aide d'une des réactions connues. Si cet excellent moyen est inapplicable à titre d'auxiliaire, insister sur la régularité des doses et joindre les frictions, le massage, jusqu'au début de la réaction, qui ne réclame que le traitement d'un mouvement fébrile ordinaire : boissons tempérantes, purgatifs salins, saignée de dérivation, dans l'urgence seulement.

Ce traitement rationnel a été pratiqué avec un succès complet en 1853, 1865, 1868, 1871, et il est applicable de tous points à la fièvre typhoïde, à la fièvre jaune, à la variole, aussi bien qu'au choléra. Je sais que ce traitement est trop simple pour plaire aux microbistes et autres augures, qui ne redoutent, surtout, que d'être compréhensibles pour leur malades. Il ne peut plaire aux gens qui ont leur petite drogue à débiter à la Mangin, parce qu'il est praticable partout et à la portée de tous. Il aura pour adversaires tous les brasseurs d'acide phénique, de phénol, de chlorure de zinc, de sulfate de cuivre et de produits de toute espèce, allopathiques, homœopathiques, qui prétendent battre monnaie avec les calamités publiques.

Je sais cela tellement que j'ai adressé, directement, *à titre gratuit*, une communication sur ce mode de traitement au médecin du Pharo, adjoint au maire de Marseille, et semblable communication aux médecins du Var par la voie de la presse. Le silence du médecin du Pharo me montre qu'il a peu de temps à lui ou peu de science... des convenances.

Le ministre de l'Intérieur se rejette sur le ministre du commerce, Waldeck-Rousseau sur Hérisson ; le ministre du commerce sur le comité d'hygiène, celui-ci sur ses préférences... J'ai là des preuves écrites que je ne prends pas la peine de publier ; mais je dis à ceux qui sont exposés à être atteints :

« Le charlatanisme officiel ne sait rien sur le choléra et laisse mourir 3 ou 4 malades sur 5 ; les ministères ne font rien parce qu'ils ne savent rien faire ; les comités sont trop occupés à la petite bête de M. Pasteur et de M. Koch, autour de laquelle on fait du bruit pour dénier des travaux antérieurs, comme ceux de Raspail, par exemple... Eh bien, soignez-vous vous-mêmes et vous y gagnerez [1]. »

Les tripotages cyniques observés depuis deux mois autour du choléra m'ont amené à une conclusion qui vient fatalement à l'esprit : pour faire le bien et être utile à l'humanité, même dans les conjonctures les plus pénibles, il faut absolument *intéresser* les auxiliaires dont on peut avoir besoin par l'appât d'une *remise* ou d'un *pot-de-vin*. M. Prudhomme dirait que c'est un signe du temps, mais il devrait ajouter que le malade lui-même serait enchanté de tirer profit de sa maladie. Peut-être faudrait-il le payer pour qu'il consentit à suivre les voies de la raison et se rendre à l'évidence. Au demeurant, chacun est libre de mourir comme il lui plaît, dans l'eau, dans l'air, ou dans l'ordure.

On me dit que l'épidémie est passée. Je n'en crois rien ;

---

1. Dans l'intérêt des personnes qui ne voudraient pas ou ne pourraient exécuter la préparation si simple que j'ai indiquée, j'ai prié M. Wührlin, pharmacien, 45, rue Taitbout, de la tenir à la disposition du public sous le nom d'*Élixir d'Argonne* et cet habile praticien a bien voulu accéder à ma demande. On peut donc s'adresser à lui en toute confiance, si l'on ne préfère agir par soi-même. M. Wührlin a même préparé des paquets dosés d'éléments actifs en poudre, qu'il suffit de faire dissoudre dans de bon vin blanc, riche en alcool, ou dans l'eau alcoolisée à 20 0/0, pour obtenir immédiatement la préparation recommandée, qu'il suffit de filtrer pour qu'on en puisse faire usage. N. B.

mais j'en serais fort aise. Cependant, il ne faut pas faire le métier de maître Chanteclair avant la fin de septembre, et l'on ne sera sérieusement à l'abri qu'au retour du froid. C'était, à mes yeux, un devoir de communiquer, sous une forme ou une autre, le résultat d'observations suivies depuis quarante ans ; la chose est faite, et le reste ne me regarde plus.

Je n'ai plus qu'un souhait à former pour mes lecteurs, dans le cas où ils n'oseraient s'en rapporter à eux-mêmes ; c'est qu'ils aient la chance de rencontrer un de ces bons médecins d'autrefois, dévoués à la *science sans trompettes* et à leurs malades. Il en reste encore quelques uns, pour notre honneur ; mais la phalange s'éclaircit et les autres se *syndiqueraient* volontiers en une sorte d'*Union financière* et de société de louanges réciproques, s'ils ne redoutaient quelque *Krach* d'un nouveau genre.

Paris, 10 août 1881.

N. Basset,

Chimiste, m. p.

9 782016 127957